DU

CHARLATANISME

Pharmaceutique.

LETTRE

A la Société de Pharmacie

DE LYON,

PAR UN MEMBRE CORRESPONDANT DE TOUTES LES SOCIÉTÉS
ENNEMIES DU CHARLATANISME.

Quis cœlum terris non misceat et mare cœlo,
Si fur displiceat Verri, homicida Miloni,
Clodius accuset Mœchos, Catilina Cethegum ?
JUVÉNAL, sat. II.

Eh ! qui n'attesterait et le ciel et la terre,
Quand du charlatanisme impudent adversaire,
P.... s'étayant de vingt titres menteurs,
Jongleur par excellence, accuse les Jongleurs.
Moi, traduction fort libre.

LYON,

CHEZ TOUS LES PRINCIPAUX LIBRAIRES.

1835.

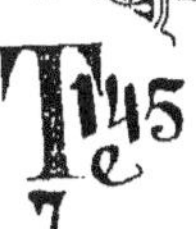

Du
CHARLATANISME
Pharmaceutique.

LETTRE

A la Société de Pharmacie

DE LYON,

PAR UN MEMBRE CORRESPONDANT DE TOUTES LES SOCIÉTÉS
ENNEMIES DU CHARLATANISME.

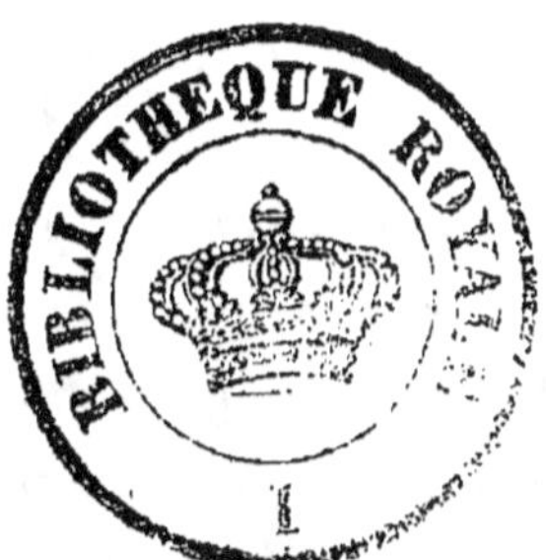

Quis cœlum terris non misceat et mare cœlo,
Si fur displiceat Verri, homicida Miloni,
Clodius accuset Mœchos, Catilina Cethegum ?
JUVENAL, sat. II.

Eh ! qui n'attesterait et le ciel et la terre,
Quand du charlatanisme impudent adversaire,
P..... s'étayant de vingt titres menteurs,
Jongleur par excellence, accuse les Jongleurs.
Moi, traduction fort libre.

LYON,

Chez tous les Marchands de Nouveautés.

1835.

Dans l'une de vos séances , vous vous êtes justement élevés contre le charlatanisme de cés pharmaciens afficheurs qui disputent les angles des rues et les façades de nos places publiques aux placards de la police , aux annonces de faillite et aux ventes par expropriation forcée ; justement, vous les avez désignés à la déconsidération de leurs confrères et au mépris du public intelligent. Peut-être, avez-vous oublié de vouer à l'indignation de tout honnête homme , ceux qui font un pacte inique avec le médecin pour se partager la bourse et la vie du malade qui tombe entre leurs mains rapaces , et ceux, plus misérables encore, qui se jouant des choses les plus saintes , ne rougissent pas de se couvrir du masque de la dévotion pour surprendre la confiance des personnes religieuses. Honte ! honte et méprix sur eux !

Cependant , Messieurs , ce n'est pas de ces deux classes de jongleurs que j'ai dessein de vous entretenir. Il en est une autre bien plus rouée, bien plus dangereuse, bien plus coupable sans doute; vous me permettrez de l'appeler le charlatanisme indirect ou le charlatanisme par voie détournée. C'est celui qui se faisant un piédestal de tout, sous le voile de la science et du bien public, va partout se prônant et faisant le désintéressé ; lui n'affichera pas ses prétendus remèdes souverains dans les colonnes d'annonces du *Courrier* ou du *Censeur*, mais la moindre circonstance favorable à son astucieux désintéressement sera exploitée ; ce qu'un honnête et probe pharmacien eût regardé comme une chose tout-à-fait simple, à la portée de toute personne instruite dans son art, lui le grandira, l'extollera, le fera mousser, comme on dit, afin de se poser le Don Quichotte de la pharmacie, s'il y a quelque stupide charlatan à combattre ; son palladium, s'il y a quelqu'une de ses prérogatives à défendre ; son flambeau, si l'autorité lui commet quelques insignifiantes expériences.

Mais abandonnons les généralités pour arriver aux exemples ; car bien souvent, pour ne pas dire toujours, ils agissent plus fortement que les analyses, les définitions et les préceptes.

Un honorable membre de votre société a eu le bonheur ou le malheur d'assister à l'épidémie asiatique qui ravagea Paris. Il s'y est, dit-il, comporté en brave et loyal pharmacien, je le crois ; il a étudié le fléau, j'y consens; il indique des moyens préventifs, je l'accorde, sans pourtant y ajouter plus de confiance qu'ils n'en méritent; car enfin, qui nous prouvera que les individus, ayant fait usage de ces moyens préventifs, devaient avoir le choléra? Personne, je l'imagine. Si Lyon n'a pas été décimé par le fléau du Gange, est-ce aux précautions prises par nos autorités qu'il faut l'attribuer? Non! mon Dieu non! Au-dessus de nous il est quelque chose que nous ne comprenons pas; que nous sommes forcés d'admettre, et c'est ce quelque chose qui dispense les fléaux quand bon lui semble, partout où bon lui semble, sans que nous ayons le droit de lui en demander compte, ni le pouvoir de le comprendre.

Loin de moi l'idée de prêcher le fatalisme et de conseiller aux médecins de rester les bras croisés quand les ravages d'une épidémie quelconque viennent fondre sur nous! Mais si tous ceux qui ont bien mérité de leurs concitoyens, pendant le choléra, avaient fait gémir la presse, si tous avaient réclamé leur part de la couronne civique, où en serions-nous, bon Dieu! Des myriades de brochures auraient paru. La plupart se sont contentés d'avoir bien fait; c'est pour eux un titre de plus à l'estime publique; car la modestie est l'apanage du dévoûment et du véritable mérite. Votre confrère n'a pas jugé convenable d'en agir ainsi: il fallait que son dévoûment *désintéressé* lui servît de piédestal, et un beau jour il fit explosion dans une brochure. Les personnes étrangères à la pharmacie n'ont vu là qu'une manie d'écrivassier, un *scribendi cacoehtes*, une envie d'occuper le public de sa personne. Mais vous, comment appelerez-vous le pharmacien *écri-*

vassier qui juge à propos d'assaisonner les formules prônées à Paris, démontrées insuffisantes ailleurs et publiées, au reste, par les journaux de cette phrase outrageuse pour nous tous :) *On les trouvera* parfaitement exécutées chez Monsieur, etc. Mais cent autres pharmaciens ne pouvaient-ils, au besoin, les préparer aussi bien que votre confrère le compilateur ? Les oreilles de Midas percent à travers la peau du lion et le charlatan fait mépriser le prétendu philanthrope. Qu'il cesse de nous vanter sa médaille, médaille que l'intrigue a plus souvent obtenu que le mérite ; et, pour ma part, je ne l'estime pas plus sur sa poitrine que je n'estime celle attachée à la boutonnière des Savoyards assis au coin des bornes.

Savez vous quelle impression m'a laissé cette brochure ? la voici : timidité orgueilleuse , envie démesurée de poindre à l'horizon pharmaceutique aux dépens de ses confrères.

Jusques à présent, Messieurs, je ne vous ai montré que la jonglerie de votre *honorable* confrère. Je vais aborder un autre sujet pour vous signaler son charlatanisme et son ignorance.

Le curé de St-Nizier meurt ! Un seul cri se fait entendre sur sa tombe : ce fut un honnête homme ! un digne et vénérable pasteur ! On devait transmettre aux générations futures ce cœur où avaient palpité tant de sentiments généreux.

L'imiter était difficile ; le conserver pur de toute corruption à nos enfants, bien des pharmaciens pouvaient le faire ! Vous ou moi , par exemple !

Eh bien ! le *hasard* (et j'écris ce mot exprès) désigne M. P. Certes , il pouvait s'acquitter de sa tâche sans convoquer autour de lui tous les bouquins qui traitent des embaumements, sans faire , mal à propos, sur la cendre d'un homme vénérable, un puéril étalage de science. Mais, pas du tout ! il a voulu se faire encore un autre piédestal, et, pour le voir officier, transportez-vous un instant dans son laboratoire.

Laboratoire ! Faut-il donner ce nom à un appartement sombre , noir et enfumé , pouvant à peine contenir un ballon, deux cornues et quatre verres à expérience ? Oh ! monsieur P. , monsieur P. , les 11 lettres jaunes, grossièrement peintes sur un fond vert , ne sont pas un laboratoire , et vrai ! là , votre génie doit se trouver un peu à l'étroit ; mais enfin on ne peut pas tout avoir à sa disposition. *Bienheureux* sont les effrontés qui ne rougissent pas de leur charlatanisme !

Voilà donc M. P. , dans son abrégé de laboratoire , face à face le cœur de M. Vuillerme. Ecoutez-le : « Je le tiens enfin ce cœur ! Oh ! oh ! Tout le monde n'a pas un cœur d'honnête homme sous la main ! Pour ma part, j'avouerai que cela ne m'arrive pas toujours. Que vais-je en faire de ce cœur ? l'échanger contre le mien ? Sottise ! je perdrai beaucoup trop au change. M. Vuillerme, avec son cœur, sa probité et ses vertus, n'a jamais été que curé de St.-Nizier ; à sa place, avec le cœur que je me connais, je serais mort pour le moins évêque. Contentons-nous de l'embaumer. Mais , un instant..... Ah diable ! excellente idée ! Si je commettais une brochure sur l'embaumement ? Dommage que ce brave M. Vuillerme soit mort ! Il m'eût recommandé aux fidèles de St-Nizier, et certainement j'aurais eu sa pratique. N'importe, ma brochure? je la vendrai vingt sous ! elle peut me faire valoir auprès des ecclésiastiques, *et qui sert l'autel, morbleu, vit de l'autel ! ! !* »

Ergò, voilà que votre *honorable*, dans son intérêt d'abord, ensuite, pour le bien de l'humanité, se décide à enfanter *la sœur cadette* du choléra.

Or, examinons son œuvre !

Vous ou moi, sans doute, nous nous serions agenouillés devant ce cœur de M. Vuillerme, nous ne l'aurions regardé, abordé, touché que saisis d'un saint respect, pâles d'admiration ; car les cœurs d'honnêtes hommes sont si rares, par le temps qui court! Eh bien ! votre *honorable* a regardé, abordé, touché ce cœur sans que le sien, son cœur d'embaumeur, dit un mot, sans qu'un frisson de respect le parcourut de la tête aux pieds. Ce n'est pas étonnant! il n'avait pas compris, le charlatan, un cœur d'honnête homme ! Puis, comme tous nous l'avons fait sur les bancs du collége, il s'est battu les flancs et a labouré une amplification. Les vertus évangéliques du vénérable défunt devaient fournir ample matière au phraseur, aussi n'y a pas manqué l'*interprète de la reconnaissance et de la douleur des fidèles de St-Nizier.*

L'embaumeur a été court, mais ronflant ; l'amplification serait même bonne si l'on ne voyait encore là matière à piédestal, si comme je l'ai déjà dit, les oreilles de Midas ne perçaient à travers la peau du lion.

Pauvre M. Vuillerme ! n'avoir vécu toute une vie édifiante, toute une vie employée à faire le bien, que pour tomber, après sa mort, entre les griffes d'un charlatan et servir de texte à ses jongleries ! ! ! En lisant la prose de votre embaumeur, je me suis rappelé avec un sentiment de douleur,

> I, sævas curre per Alpes,
> Ut pueris placeas et declammatio fias.
>
> JUVÉNAL.

Après le canevas de rhétoricien, après l'amplification obligée sur les vertus évangéliques de M. Vuillerme, vous croyez sans doute que l'auteur, abordant son sujet, va justifier son titre : SCIENCES CHIMIQUES ET MÉDICALES.

Un moment ! un moment ! et les pyramides d'Egypte *couronnées par tant de siècles et saluées par notre gloire !* (style de Chauvin ou de l'embaumeur, c'est à peu près la même chose), et l'obélisque de Luxor ! qu'il m'a tout l'air de prendre aussi pour un tombeau ! (1) et les armées françaises conquêtant le royaume des Pharaons, des Ménés, des Ptolémées, terre classique des embaumements et des momies ! et l'Achille français, mort et

(1) Il est bon de vous faire observer que votre *honorable* confrère, à propos des pyramides, dit : *Un de ces monolythes, etc., l'obélisque de Luxor vient d'être transporté à Paris.* Si votre *embaumeur*, au lieu de citer Hérodote, Diodore de Sicile, Celse, Plutarque, auteurs qu'il n'a certes jamais lus, voulait bien feuilleter Rollin, il verrait ce que coûtait aux Pharaons, en oignons, fèves et porreaux, etc., les ouvriers-manœuvres chargés d'apporter les matériaux nécessaires à la construction des pyramides. Les pyramides étaient des monolythes, comme la tour de Babel était d'une seule pièce. Voilà le danger de se servir de mots que l'on ne comprend pas.

embaumé, ne soufflant pas le mot à son épouse ! (certes vous en savez tous la raison.) Oh mon Dieu! mon Dieu! A propos du brave curé de St-Nizier , homme de paix et de consolation , citer le maréchal Lannes, homme de guerre et de batailles ! C'est le cas, ou jamais non, de dire avec le bon Lafontaine dans la fable des deux canards :

> On ne s'attendait guère
> A voir Ulysse en cette affaire.

Ma foi , convenez-en ; tout est matière à piédestal entre les griffes d'un intrigant qui se croit un tant soit peu d'aptitude à écrire.

Après tout ce bavardage sur les pyramides *monolythes*, les gloires françaises *saluantes*, les obélisques de Luxor , les Achilles français *embaumés* , qui ne *sourient* plus à leurs femmes , viennent quelques considérations sur la manière dont les Egyptiens s'y prenaient pour conserver leurs morts. Ils n'ont pas été nos maîtres, dit l'auteur , mais ils nous ont appris à embaumer, dit toujours l'auteur. Concilie ces deux assertions qui pourra , ce n'est pas mon affaire. Quand vous avez lu ces considérations profondes , vous êtes *Gros Jean comme devant*. Votre confrère a copié sans examiner ou approfondir les auteurs où il puisait.

Puis arrive le procédé du moderne embaumeur que dix pages de préparations déclamatoires nous ont fait attendre.

Champollion croit avoir découvert la langue hyérogliphique ; P. L. Courier en doute et moi aussi. Cependant, au pis-aller, je veux bien l'admettre. En lisant l'emphatique exorde de votre *honorable* confrère , tout bonnement je l'avais pris pour le Champollion des momies. J'avais soupçonné en lui une idée neuve, une de ces découvertes qui éclosent dans le cerveau d'un homme de génie, une invention qui permettrait à nous tous de conserver les os et les chairs, les traits et le sourire d'un objet aimé. Allons donc ! Il a pris le cœur de M. Vuillerme, l'a plongé dans une solution de dento-chlorure de mercure ; un mois après, il l'a retiré de cette première solution pour le replonger dans une seconde ; puis un peintre est venu qui a barbouillé ce cœur pour lui donner ses couleurs naturelles ; et votre *honorable* confrère s'est ensuite reposé majestueusement comme Dieu après avoir prononcé le *fiat lux*, ou fait l'homme à son image.

J'oubliais : il a composé une poudre dont il a gardé le secret pour lui-même ; une poudre qui, semée sur les bords du cadre où le cœur se trouvait enchâssé, doit le préserver de la corruption jusqu'à l'heure où l'on admirera la brochure de votre *honorable*. Vous pouvez être sûr de son incorruptibilité.

Ah ! soyez béni mille fois *respectable* embaumeur, qui avez su noircir quatorze pages de blanc sans rien nous apprendre, vous qui nous avez donné un procédé déjà connu de tout le monde ! Oh ! *scribendi cacoethes !* Je regrette furieusement mes vingt sous.

Aussi, je veux me venger en vous signalant une petite escobarderie de votre *honorable* confrère. Certainement vous ne l'aviez pas aperçue, vous autres qui le connaissez déjà, mais il en est tant qui pourraient se laisser surprendre à la pompeuse annonce de ses titres ! Et c'est à ceux-là que je m'adresse.

Ouvrez un instant, si cela ne vous fatigue pas trop, la brochure sur l'embaumement du cœur de M. Vuillerme. Lisez : *Sciences chimiques et médicales.* Quel somptueux intitulé! C'est la première volée d'une canonnade écrivassière et prétentieuse. Dieu veuille nous en préserver ! Par *M...., professeur de chimie médicale.* Professeur ! Et depuis quand ? et à quel titre ? Refusé à l'école de la Martinière, rejeté de la faculté des sciences, ce professeur *in partibus* s'est administré ce titre à lui-même, pour avoir récité Berzelius et Thénard ! Et devant qui ? Devant des enfans ou des flaneurs qui, las de cracher dans l'eau pour y faire des ronds, fatigués d'entendre les farces de Polichinelle, allaient au cours de M. P.. pour faire diversion à leur ennui. Car, pour eux, c'était même chose qu'un jongleur des Brotteaux en costume hétéroclite, et un jongleur à lunettes du palais Saint-Pierre. Pour se dire professeur, Monsieur, il faut une sanction quelconque, une sanction du ministre ou de ses concitoyens. La première, vous avez vainement rampé pour l'obtenir; la seconde, trop d'orgueil vous l'interdit. A la faculté des sciences, vous avez été reçu bachelier par grâce ; au palais Saint-Pierre, des balourdises militent contre vous. Ce titre de professeur vous est défendu, vous l'usurpez. Rayez-le de votre enseigne ; contentez-vous de celui d'hypo-sous-aide que nous vous avions donné à Paris quand vous nous empêchiez d'allumer nos cigarres aux fourneaux dont vous étiez le gardien. Ce n'est pas là, je pense, un titre au professorat. Poursuivons : *Pharmacien de l'école de Paris.* Tudieu ! Monsieur, bien des pharmaciens reçus par le jury valent ceux reçus par une école, et parce qu'ils sont plus modestes., vous n'avez pas le droit de leur jeter à la face votre réception à l'Ecole de Paris comme un laurier triomphal. Plus de quatre relèveraient les erreurs débitées au palais Saint-Pierre.

Poursuivons toujours la pompeuse énumération des titres de l'hypo-sous-aide, *Secrétaire archiviste de la Société de Pharmacie*. C'est vrai ! Mais qui vous a dit que vous le seriez demain ? Ce titre-là n'en est pas un. Il est fort inutile de vous en vanter, puisque d'un mot vous pouvez être annihilé. *De celle d'Agriculture*. Ah ! triple Escobar ! où tend l'ambiguité de cette phrase, si ce n'est à vous faire passer pour secrétaire de la Société de Pharmacie et de celle d'Agriculture ? Ce n'est pas là du charlatanisme Perennin, publiant son sirop par ordre exprès du gouvernement : du charlatanisme plat et niais de Quet, Courtois et compagnie ; c'est du charlatanisme raffiné, du charlatanisme double. Vous, secrétaire de la Société d'Agriculture ! Allons donc ! mais vous n'y pensez pas. Ah ! Monsieur l'hypo-sous-aide, vous qui expliquez les mots grecs et arabes, vous auriez bien dû vous expliquer ou vous faire expliquer, avant d'attaquer les charlatans, cette vieille inscription du temple de Delphes : *Gnoti ceauton* : connais-toi toi-même.

Mais, assez, Messieurs, assez vous parler de l'hypo-sous-aide, ma lettre ressemblerait beaucoup trop à une diatribe, si je n'avais qu'à dénoncer et flétrir le charlatanisme du professeur de chimie *in partibus*; nul sentiment d'animosité personnelle ne m'excite, et comme après le blâme doivent venir les éloges, je vous demanderai le nom du célèbre pharmacien-chimiste que les autorités appellent ordinairement dans les cas d'analyse difficile. Ah! pourquoi, cet homme a-t-il dissimulé son nom? Pourquoi se faisant crier dans les journaux d'un sou, n'a-t-il affiché que cette modeste initiale: *M. P., que les autorités appellent ordinairement*, etc., Oh! M. P., M. P., faites-vous donc connaître, que je vous embrasse, que je baise la plante de vos pieds, que je sème de lauriers et de roses le sentier où se promène votre illustre et inappréciable génie! Ce brave M. P! il nous a sauvé tous! et pareil à Cincinnatus, vainqueur des Samnites, sauveur de Rome, regagnant son humble chaumière, M. P. est rentré dans son insignifiance habituelle, après avoir préservé une famille, un quartier, une ville, que dis-je, la quatre-vingt-sixième partie de la France, le département du Rhône, d'une épouvantable explosion qui eût laissé bien loin Fieschi et sa machine infernale. Je le vois, ce M. P., calme et impassible comme Jean Bart, fumant sa pipe sur un baril de poudre ; je le vois revenant de l'Hôtel-de-Ville ou du Palais de justice, portant dans ses mains la destinée, la vie ou la mort de 500,000 individus qui, certes, ne s'en doutaient guères. Il est entré dans son laboratoire de 3 pieds carrés ; après de longs, de pénibles efforts, il a ouvert la boîte ou la tabatière, je ne sais trop lequel des deux ; il en a retiré une poudre terrible, machiavélique, infernale, une poudre dont la dix-millionnième partie détonna si fortement et si horriblement, que le dernier carreau de vître restant au laboratoire de M. P. fut réduit en poudre impalpable. Vous le voyez d'après cela, Messieurs, ce n'est pas sans raison que je demande à percer la ténébreuse obscurité de notre sauveur. Supposez la boîte ou la tabatière d'une capacité de demi-once de tabac ; si le malheureux à qui elle avait été adressée l'eût ouverte, si un chimiste moins adroit, moins expert, moins habile et surtout moins courageux que ce M. P., ordinairement appelé dans les cas d'analyse difficile, eût ouvert cette infernale boîte ou tabatière, c'était fait de nous ! nous étions lancés comme des chandelles romaines dans le royaume de la lune, où nous aurions pu vérifier les découvertes et les expériences de M. Herschell.

En conséquence, Messieurs, il est de votre devoir de découvrir cet illustre sauveur ; pour ma part, je lui promets une ode ou tout au moins un dithyrambe de félicitations. L'hypo-sous-aide, professeur de chimie *in partibus*, doit être prodigieusement jaloux de sa gloire,

Avec laquelle, j'ai l'honneur d'être,
de vous tous, Messieurs, excepté de l'hypo-sous-aide,
professeur de chimie *in partibus*,

Le très humble et très obéissant serviteur,
ennemi de tous les charlatans, présens, passés
et à venir.

LYON. — IMPRIMERIE DE D^{lle} PERRET,
RUE ST-DOMINIQUE, N° 13.